LE

L'ASPIRATION DES LIQUIDES SÉCRÉTÉS

DANS LE CUL-DE-SAC POSTÉRIEUR DU PÉRITOINE

Dans les opérations de tumeurs pelviennes par laparotomie

AYANT NÉCESSITÉ UN LARGE DÉPOUILLEMENT DE LA SÉREUSE

MODIFICATIONS DE L'OPÉRATION D'ALEXANDER

Par le Dr H. DURET

Professeur de Clinique chirurgicale à la Faculté libre de Lille
ex-Chirurgien des Hôpitaux de Paris.

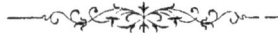

BORDEAUX

IMPRIMERIE DE G. DELMAS

10, RUE SAINT-CHRISTOLY, 10

1896

CONGRÈS DE GYNÉCOLOGIE, D'OBSTÉTRIQUE & DE PÆDIATRIE

DE BORDEAUX (1895)

DE

L'ASPIRATION DES LIQUIDES SÉCRÉTÉS

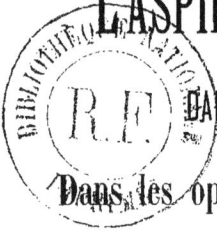

DANS LE CUL-DE-SAC POSTÉRIEUR DU PÉRITOINE

Dans les opérations de tumeurs pelviennes par laparatomie

AYANT NÉCESSITÉ UN LARGE DÉPOUILLEMENT DE LA SÉREUSE

MODIFICATIONS DE L'OPÉRATION D'ALEXANDER

Par le Dr H. DURET

Professeur de Clinique chirurgicale à la Faculté libre de Lille
ex-Chirurgien des Hôpitaux de Paris.

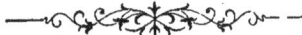

BORDEAUX

IMPRIMERIE DE G. DELMAS

10, RUE SAINT-CHRISTOLY, 10

1896

DE

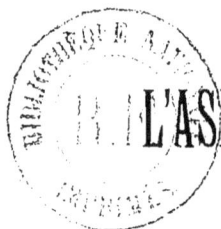

L'ASPIRATION DES LIQUIDES SÉCRÉTÉS

DANS LE CUL-DE-SAC POSTÉRIEUR DU PÉRITOINE

Dans les opérations de tumeurs pelviennes par laparotomie

AYANT NÉCESSITÉ UN LARGE DÉPOUILLEMENT DE LA SÉREUSE

Par le Dr H. DURET

Professeur de Clinique chirurgicale à la Faculté libre de Lille,
ex-chirurgien des Hôpitaux de Paris.

L'influence nocive des liquides sécrétés dans le cul-de-sac posté-rieur du péritoine, après les laparotomies, est établie et admise des opérateurs depuis longtemps. Dès 1889, Martin, de Berlin, s'exprimait ainsi, à propos des hystérectomies abdominales pour fibromes (1) : « Contrairement à ce qui se passe dans l'ovariotomie, j'ai soin de ne pas abandonner à eux-mêmes le moignon et la cavité abdominale débarrassée de son contenu pathologique ; car j'ai constaté, qu'en général, le moignon devenait la source d'une très forte transsudation. Dans l'ovariotomie, les transsudats sont faibles et facilement résorbés... Après les amputations supra-vaginales, la résorption est insuffisante : j'introduis toujours dans

---

(1) Martin. *Traité des Maladies des Femmes*, 1889, p. 56.

le cul-de-sac de Douglas un drain qui se rend dans le vagin : celui-ci, les premiers jours, laisse écouler des quantités tout à fait extraordinaires d'un liquide teinté de sang, souvent fétide dès le début... » Nous avions nous-même appelé l'attention sur l'abondance et la nocuité des exsudats péritonéaux, dans deux mémoires, en 1890. *(Journal des Sciences médicales* et *Congrès de chirurgie* de 1893.)* « Ces exsudats séro-sanguinolents, disions-nous, s'accumulent dans la cavité de Douglas, y fermentent rapidement et sont une cause de septicémie. » Ils expliquent les morts promptes qui succèdent aux opérations abdominales laborieuses, lorsqu'on n'a observé aucun symptôme de péritonite et qu'à l'autopsie, on ne trouve ni pus, ni fausses membranes, dans la cavité pelvienne. Ils constituent un véritable bouillon de cultures microbiennes et de toxines qui est une source rapide d'intoxication, lorsqu'on ne leur donne pas, au dehors, un large et rapide écoulement (1).

Ce n'est pas seulement après les hystérectomies abdominales graves qu'on observe les exsudations abondantes de la séreuse et les septicémies qui leur succèdent ; elles surviennent également après l'ablation de tumeurs néoplasiques ou inflammatoires qui nécessitent une grande dénudation et des excisions de la séreuse : les ovariotomies pour kystes inclus dans les ligaments larges, encapsulés, et, en général, toutes les opérations sous-péritonéales, lorsque le tissu cellulaire de la région pelvienne est décollé sur une large surface, exposent aux infiltrations septiques et aux accidents graves qu'elles déterminent. Dans ces cas, le pouls de la malade s'altère, les yeux s'excavent, le nez et les extrémités se refroidissent, la respiration s'accélère, les battements du pouls se précipitent, les pulsations s'élèvent au nombre de 120, 130, 140, 160 et même davantage : le pouls est petit, filiforme et, bientôt, imperceptible. La mort survient le deuxième, le troisième jour, ou un peu plus tard, sans vomissements, sans ballonnement du ventre, sans phénomènes péritonéaux apparents. La température reste normale ou s'abaisse d'un demi ou d'un degré. Les urines sont rares, légèrement albumineuses. Il s'agit bien alors d'un empoisonnement progressif, d'une septicémie par rétention des liquides sécrétés qui s'altèrent par stagnation, comme l'urine dans certaines formes de rétention.

---

(1) Depuis cette communication, voyez *in* thèse de Jayle, 1895, *De la septicémie péritonéale ;* et Pichevin, *Archives de tocologie*, 1895, p. 882.

Depuis longtemps, les expériences de Gaspard (de Saint-Étienne), de Bergmann, de Davaine et autres expérimentateurs, ont montré l'influence toxique des liquides organiques décomposés ou infectés (1).

Les moyens auxquels on a recours pour prévenir, diminuer ces sécrétions, ou pour en favoriser l'écoulement, sont nombreux.

D'abord, autant qu'il est possible, les opérateurs évitent les larges décollements, excisions ou dissections de la séreuse. Si les dispositions anatomiques de la tumeur ou de la région ne permettent pas de s'en abstenir, on s'efforce de tailler d'avance des lambeaux péritonéaux, qu'on appliquera sur les surfaces dénudées : ou, par des sutures continues, on ramène, pour les recouvrir, les débris de la séreuse.

Ces expédients ne sont pas toujours possibles. On s'emploie alors à assurer l'écoulement au dehors de ces sécrétions nuisibles. On a utilisé dans ce but : le drainage péritonéal, vagino-péritonéal, abdomino-vaginal ou le tamponnement à la Mikulicz.—A tous ces moyens, il faut joindre, *dans certains cas,* une autre méthode d'évacuation fort utile, peu généralisée encore, *l'aspiration des liquides du cul-de-sac de Douglas,* sur laquelle nous nous proposons d'appeler un instant l'attention.

Le *Drainage péritonéal* a été l'objet d'études et d'expérimentations assez nombreuses; en particulier, Bardenhauer, Martin, Mundé et Delbet s'en sont occupés. Delbet, dans son livre sur les *Suppurations pelviennes,* lui consacre quelques pages. Il a fait des expériences chez les animaux qui montrent que, la plupart du temps les drains de caoutchouc ou de verre se couvrent de fausses membranes, sont entourés par l'épiploon, ou ont rapidement leurs orifices fermés par les anses intestinales; les pressions exercées sur les parois abdominales ne font que très imparfaitement ressortir les liquides injectés. Bref, le fonctionnement du drainage péritonéal serait des plus irréguliers. — On a, en outre, dit-il, reproché aux tubes de retarder la guérison, de blesser et perforer les intestins, de déterminer de la péritonite de voisinage, de favoriser l'éventration, les adhérences. On pourrait, au dire de certains, écrire un chapitre sur les méfaits du drainage. — A toutes ces accusations, plus théoriques que réellement établies, nous ferons la réponse suivante : presque tous les chirurgiens d'Europe ou d'Amérique

---

(1) Ce sont aussi les doctrines soutenues par Jayle et Pichevin.

emploient fréquemment le drainage et reconnaissent les services nombreux qu'il rend à la chirurgie abdominale. Pour notre part, nous l'avons très souvent utilisé, sans jamais avoir observé d'accidents ou d'inconvénients, si on prend les précautions connues et si on le supprime après les premiers jours. Nous avons même, dans quelques cas exceptionnels de suppurations pelviennes, laissé les drains six à huit jours en place, les raccourcissant peu à peu, et cela, sans inconvénients. Le drain *bien placé* dans le cul-de-sac postérieur, laisse couler suffisamment et progressivement les liquides sécrétés jusqu'à épuisement complet. Nous avons même parfois, placé plusieurs tubes, l'un en avant, l'autre en arrière de l'utérus, et dans les flancs : l'écoulement s'est fait rapidement et le résultat a été favorable.

Les indications principales du drainage péritonéal sont les suivantes : il s'emploie avec avantage lorsque des adhérences nombreuses ont été rompues et qu'il y a des suintements sanguins; lorsqu'on a à redouter les sécrétions abondantes des surfaces dénudées; dans les décollements péritonéaux, dans les dissections des ligaments larges; dans le cas d'hémostase imparfaite, ou dans les suppurations pelviennes.

Le drainage *péritonéo-vaginal* a été d'abord conseillé et employé par Martin, de Berlin, qui met dans le cul-de-sac de Douglas, un drain en croix, sortant par le vagin. On a paru redouter, dans ce cas, des infections ascendantes d'origine génitale. Avec une désinfection préalable, en garnissant le vagin et le tube de gaze iodoformée, elles sont moins à redouter. Nous avons, dans plusieurs cas, employé le drainage *abdomino-vaginal*, les tubes passant de la plaie pariétale, dans le ventre et dans le vagin, à travers le cul-de-sac de la séreuse, et les malades ont guéri sans complications. Il faut occlure les extrémités des tubes avec la gaze iodoformée.

Le *tamponnement à la Mikulicz*, bien connu de tous, rend d'utiles services, soit comme agent hémostatique, dans le cas d'hémorrhagie en nappe, soit comme tamponnement antiseptique protecteur, lorsque l'opération a eu lieu au milieu d'organes infectés et que de grands lavages restent insuffisants, quand on redoute l'ouverture consécutive d'une suture intestinale, faite dans des tissus ramollis par l'inflammation. Mais, dans ce procédé, la filtration est lente, capillaire. *Si les liquides sont abondants, en quelques heures, ils imprègnent et mouillent tellement la gaze, qu'ils ne sortent plus*, mais stagnent, croupissent et fermentent dans la cavité pelvienne, comme dans un vase de culture microbienne ; les bacilles de l'intestin, outre les autres, suffisent à l'ensemencement. Aussi, nous est-il arrivé souvent de joindre au tamponnement un fort drain de caoutchouc ou de verre, afin que les liquides eussent, en quelque sorte, deux voies d'émission, l'une rapide par le tube, l'autre lente et continue, par la mèche de gaze.

Il est des circonstances, cependant, où l'association des deux méthodes de drainage reste encore insuffisante. Les injections et les lavages répétés par le tube qui pénètre au fond du cul-de-sac, peuvent combattre la fermentation des liquides dans une certaine mesure ; mais ils doivent être faits avec la plus grande précaution, afin d'éviter les infiltrations diffuses et le décollement des adhérences.

Enfin, il arrive encore que les tubes d'échappement ne fonctionnent pas, ou fonctionnent incomplètement, irrégulièrement, parce que leurs ouvertures latérales s'oblitèrent par les caillots sanguins, masses fibrineuses, adhérences molles, ou parce qu'ils n'occupent pas un siège favorable et ne plongent pas dans les parties déclives, soit qu'ils aient été déplacés, où qu'il soit impossible de choisir leur position au moment de l'opération. Chez certaines malades affaiblies, ou dont les parois abdominales ont été atrophiées par la distension, la pression abdominale reste insuffisante pour expulser les liquides, ou ceux-ci ne montent pas dans le tube, parce qu'ils sont trop épais, visqueux. C'est, dans ces cas, que la *méthode d'aspiration* bien faite, *rend efficace le drainage péritonéal* et permet d'obtenir la guérison.

Depuis plusieurs années, les chirurgiens anglais L. Tait, de Birmingham, Keith, d'Édimbourg, et surtout Greig Smith, de Londres, ont employé et recommandent ce moyen d'*assèchement* de la cavité abdominale ; mais il semble qu'en France on ait été moins empressé d'y recourir, soit qu'on n'en ait pas aperçu d'abord les avantages, soit qu'on connût peu les résultats obtenus à l'étranger. En 1890, dans sa première édition du *Traité de Gynécologie*, Pozzi se borne à une simple mention de la ventouse aspiratrice de Tait. Nous-même, dans le premier cas où nous avons utilisé l'aspiration, nous avons eu recours à la seringue à hydrocèle ordinaire ; elle peut suffire, si elle est aseptique.

Cependant, le petit appareil en verre de L. Tait et les drains de verre employés dans ces circonstances, méritent d'être connus ;

nous sommes heureux de pouvoir les montrer au Congrès. Les drains sont de deux modèles : ils sont renflés en bulbe, à la base percée de larges trous ovalaires et à extrémité arrondie, afin d'éviter les effets de la pression sur les organes. Ils se terminent du côté de la plaie abdominale par un col qui prévient leur échappement en dehors ou l'enfoncement vers les parties profondes. L'extrémité postérieure plonge verticalement dans le cul-de-sac de Douglas ; l'extrémité externe est emprisonnée entre les sutures de la paroi et est complètement isolée, à l'aide d'un carré de protective, dans lequel on a percé un trou suffisant pour encercler le tube au-dessous du collet. La cavité du tube est ensuite remplie d'une lanière de gaze iodoformée tassée mollement. Les pièces du pansement sont appliquées au-dessous de l'orifice du tube et maintenues par un bandage. A chaque séance d'aspiration, il suffit d'enlever les pièces mouillées, d'extraire doucement la lanière de gaze. On aspire alors avec la ventouse de Tait. Ce petit appareil a l'avantage d'être manœuvré facilement, car il est léger ; et l'ampoule latérale en verre permet de voir rapidement la nature des liquides sécrétés. Les introductions successives du tube d'aspiration se font sans douleur. Les intervalles de temps entre chaque séance d'aspiration varient selon les cas. Ils sont plus rapprochés, lorsque l'intervention est récente et peuvent avoir lieu toutes les deux ou trois heures. Ordinairement, nous les avons répétées toutes les quatre heures.

A titre documentaire, nous rapporterons les deux observations suivantes, où l'aspiration nous a été particulièrement utile ; ils montrent que les services qu'elle peut rendre ne doivent pas être négligés.

Observation I.

Kyste dermoïde inclus totalement dans le ligament large. — Décortication étendue. — Septicémie commençante. — Aspiration. — Guérison.

Mlle X..., 34 ans, entre dans le service du professeur Duret, à la Charité, le 6 octobre 1894. Elle porte une tumeur abdominale qui a provoqué de la dysurie, de la pollakyurie et de la constipation par compression sur les viscères voisins. Depuis un an, le néoplasme s'est développé plus rapidement, et aujourd'hui le volume du ventre dépasse celui d'une grossesse de sept mois ; sa circonférence est de 81 centimètres. La tumeur remonte jusqu'à trois travers de doigt au-dessus de l'ombilic ; elle remplit d'autre part la cavité pelvienne, car le toucher vaginal révèle, dans le cul-de-sac postérieur et la concavité sacrée, une masse absolument fixe, sphéroïdale, du volume des deux poings, se continuant d'autre part avec la production qui occupe l'abdomen. La consistance est ferme, résistante. Le diagnostic du chirurgien est celui de kyste inclus dans le ligament large.

Opération le 10 octobre 1894.

Le ventre est ouvert par une incision qu'on prolonge bientôt au-dessus de l'ombilic, dans l'étendue de 6 à 8 centimètres ; car la vessie, quoique vide, remonte jusqu'à mi-chemin de l'ombilic, attirée en haut par la tumeur, ce qui est le propre des néoplasies développées dans le pelvis. La tumeur elle-même apparaît globuleuse, charnue, recouverte par des fibres musculaires, parcourue par de gros plexus veineux, et simulant à s'y méprendre un corps fibreux. Elle n'en a cependant pas la consistance. D'ailleurs, une exploration rapide montre qu'elle est accolée à un utérus de volume normal, situé au-dessous et à gauche d'elle. Il n'y a pas de doute pour nous. Il s'agit bien d'une tumeur qui, ainsi que nous l'avions supposé, s'est développée dans le ligament large, et est recouverte dans toute son étendue par ses tuniques hypertrophiées. Une ponction avec un trocart laisse écouler une matière crémeuse avec des poils enroulés ; c'est un kyste dermoïde.

On fait alors une incision large, qui permet d'évacuer environ deux litres et demi de substance sébacée, semblable à une purée et fétide. On essaie alors de décortiquer les parois du kyste qui sont épaisses et ont une consistance de carton-pâte, d'abord à la partie latérale droite et à la face postérieure ; mais, de ce côté, le feuillet du ligament large est tellement mince, qu'il se déchire. On abandonne la partie postérieure. En avant, le feuillet, plus épais, permet une décortication plus facile. Tandis qu'un aide exerce des tractions sur la poche kystique, des pinces saisissent la tranche du ligament large et le tendent. Le chirurgien, avec les doigts, pénètre dans l'espace celluleux interstitiel et dégage la poche assez aisément sur toute la face antérieure, pénétrant ainsi jusqu'au plancher du bassin ; mais à gauche, le mouvement est bientôt limité par la présence de l'utérus, qui présente des connexions intimes par tout son bord latéral avec le kyste. On saisit, avec une longue pince à pédicule de Terrier, le bord dans toute sa hauteur. On sectionne verticalement ce qui reste du ligament large à droite de la pince. Cette section descend presque dans le Douglas.

Mais le kyste présentait encore un prolongement de la grosseur des deux poings, qui distendait cette arrière-cavité et soulevait la paroi postérieure du vagin bien au-delà du col utérin, jusqu'à 8 à 10 centimètres, ayant décollé la paroi rectale de la paroi vaginale. Il s'agissait maintenant de dégager ce prolongement rétro-utérin. La poche kystique était encore trop volumineuse pour permettre aisément les manœuvres. Le chirurgien, protégeant la cavité pelvienne avec des linges phéniqués, ouvre au bistouri la poche kystique. Il s'en écoule deux plats à barbe de liquide crémeux et plusieurs globes de poils enroulés et de matière concrète du volume du poing. La tumeur ainsi évacuée, la main achève laborieusement la décortication du prolongement pelvien. Lorsqu'il est extrait, il reste à sa place une vaste cavité celluleuse correspondant à la face latérale de l'os iliaque et à *tout le petit bassin*, l'utérus ayant été fortement repoussé en avant par la tumeur. Dans le but de diminuer l'étendue de cet espace, sujet à résorption et à suppuration, on saisit les débris du ligament large, on les replie et on les fixe sur la paroi latérale de l'utérus, où la pince de Terrier a été remplacée par cinq ou six ligatures en fil de soie forte. Malgré cela, il reste encore un espace celluleux, sous-séreux, du volume des deux poings, répondant au cul-de-sac de Douglas. *On y place un gros drain et on fait un tamponnement soigné à la gaze iodoformée.*

Suites opératoires. Les deux premiers jours, la température oscille entre 37° 6 et 38° 2. Le pouls est à 80-90. On enlève, le matin du troisième jour, le tamponnement et on laisse le tube. Par celui-ci s'écoule de la sérosité roussâtre qui, bientôt devient trouble. Alors la température s'élève à 39° et le pouls monte à 100 et au-dessus.

Pour lutter contre l'état septique causé par la sécrétion des espaces celluleux pelviens, on a recours à la manœuvre suivante qui donne le succès. Trois fois par jour, on aspire à l'aide d'une seringue, le liquide contenu dans le petit bassin. On en retire d'abord chaque fois 150 à 200 grammes. Le liquide devient peu à peu moins grisâtre, plus épais, comme huileux ; mais ce n'est que le huitième jour après l'opération que *l'assèchement* devient complet ; la température baisse, le pouls devient régulier et la marche est normale. Enlèvement du drain. La guérison se poursuit désormais sans incidents.

Observation II.

Double kyste tubo-ovarien volumineux. — Décortication. — Rétention des liquides malgré le drainage. — Aspiration. — Guérison.

Dans le second cas, que nous résumons sommairement, il s'agissait d'un double kyste tubo-ovarien. Celui du côté droit avait un volume tout à fait insolite, puisqu'il contenait six litres de liquide et remontait jusqu'à mi-chemin de l'ombilic et de l'appendice xyphoïde. Totalement inclus dans le ligament large hypertrophié, il fut d'une décortication difficile. Lorsqu'on fut parvenu à l'extraire, on trouva le cul-de-sac pelvien rempli par une seconde tumeur tout à fait distincte : c'était un second kyste tubo-ovarien gros comme une tête de fœtus. Seconde décortication laborieuse, malgré le renversement. *L'aspect de ces tumeurs avec les trompes colossalement hypertrophiées qui les parcouraient obliquement, était celui de deux vastes cornemuses.* En arrière de l'utérus, la face antérieure du rectum, les parois pelviennes, la face postérieure des ligaments, étaient dépouillés de séreuse. Heureusement on avait pris la précaution de tailler des lambeaux péritonéaux, en avant et en arrière. Ceux-ci furent enroulés en torsade par une suture continue au cat-gut de Repin, de manière à effacer autant que possible les espaces celluleux. Trois drains, un en avant de l'utérus, deux en arrière de chaque côté, furent placés.

L'écoulement d'une sérosité très fortement sanguinolente, puis roussâtre, se fit bien par les tubes. Mais les deux premiers jours, il restait environ un demi-verre de liquide dans la cavité pelvienne, que nous enlevâmes, trois fois par jour, par l'aspiration. (Tube de verre de Greig Smith et ventouse de Tait.) Grâce à cette précaution les suites furent bénignes. Le pouls ne s'accéléra guère au-dessus de 120, revint bientôt à 100, puis à 90 ; la température était restée normale. Guérison sans incidents.

Nous avons encore, dans deux circonstances, où le dépouillement séreux avait été notable, agi de la même manière avec un égal succès.

Nous tirerons de ce travail la conclusion suivante :

Dans les opérations pelviennes qui nécessitent, à cause de leur inclusion sous la séreuse, un large dépouillement du péritoine, dans les cas de vastes adhérences, etc., il se fait souvent des sécrétions abondantes, sujettes à fermentations, qui provoquent des septicémies graves post-opératoires. Il importe d'en assurer l'écoulement continu et rapide. Il est des cas où les divers modes de drainage sont insuffisants, soit à cause du défaut de pression abdominale, d'une mauvaise déclivité, ou de l'état visqueux du liquide ; *la méthode d'aspiration est alors une auxiliaire puissante ;* elle prévient la stagnation, la décomposition des liquides, et permet d'éviter les septicémies post-opératoires d'origine microbienne qui emportent souvent les malades dans les premiers jours. C'est à tort qu'on attribuait leur perte au choc opératoire. *L'assèchement du péritoine journellement pratiqué, rétablit l'état normal et conduit à la guérison.*

MODIFICATIONS A L'OPÉRATION D'ALEXANDER

Par le Dr H. DURET

Professeur de Clinique chirurgicale à la Faculté libre de Lille
ex-chirurgien des Hôpitaux de Paris.

Les indications de l'opération d'Alquié-Alexander-Adams sont aujourd'hui bien établies : elle remédie avec efficacité aux rétrodéviations réductibles de l'utérus. Lorsque des adhérences fixent solidement la matrice dans sa situation anormale, l'*hystéropexie* est la méthode de choix, car seule elle permet de les rompre avec facilité et certitude, et elle rétablit l'organe déplacé dans une bonne situation. J'ajouterai que la laparotomie, qu'elle nécessite, rend possible l'examen des annexes si souvent altérées dans les rétrodéviations.

Ce n'est pas à dire qu'il soit utile d'opérer en toutes occasions, et qu'on ne puisse parfois agir utilement par le moyen des pessaires ; mais il est des rétroversions douloureuses, quoique réductibles ; il en est qui occasionnent des troubles fonctionnels pénibles du côté de l'intestin et de la vessie. Dans ces circonstances, l'opération soulage et guérit.

Tous les chirurgiens sont aujourd'hui d'accord pour admettre que le redressement de l'utérus par action sur les ligaments ronds est une *bonne opération* et que, dans la plupart des cas, *ses résultats sont définitifs*. D'après Delbet, « sur les 213 cas qu'il a réunis, il n'y aurait eu qu'un seul insuccès signalé. La guérison aurait été constatée 1 fois au bout de 2 mois ; dans 181 cas, au bout de 4 à 12 mois ; 1 fois au bout de 1 an et 5 mois ; 14 fois après 2 ans ou davantage. Dans 15 autres cas, il s'agit seulement de résultats immédiats. » — Il nous semble cependant que, pour admettre le succès définitif, il est nécessaire de constater dix-huit

mois à deux ans après l'intervention, que les résultats primitive-
ment acquis se sont maintenus intégralement.

Lorsqu'on réfléchit aux conditions anatomiques qui peuvent
donner un succès durable, on voit qu'elles doivent être au nombre
de deux principalement : 1° amener en bonne position l'utérus
déplacé ; 2° l'y maintenir par un moyen de fixation solide.

On remplit généralement la première, pourvu qu'on soit soigneux
dans la manœuvre bien connue de la réduction par les doigts et
l'hystéromètre.

Il semble, qu'en ce qui concerne la seconde, on ait plus de diffi-
cultés. Les procédés de fixation sont nombreux, en effet, et varient
avec les opérateurs.

La plupart, après avoir attiré l'utérus à l'aide des ligaments
ronds et dépouillé ceux-ci sur une longueur de 6 à 8 centimètres,
sectionnent toute la partie du ligament qui dépasse l'orifice de
l'anneau inguinal externe, la laissant inutilisée pour la fixation, et
attachent, par un ou plusieurs points de suture, l'extrémité de la
partie sectionnée aux piliers de l'aponévrose du grand oblique.

Il est certain que les points d'attache de l'utérus, ainsi constitués,
sont des plus faibles : ils s'allongeront par le poids de l'organe,
pourront même se détacher dans la suite. Peu à peu, si une cause
puissante l'y ramène, l'utérus reprendra sa position vicieuse.

C'est pour obtenir une *surface de fixation* plus large que nombre
d'opérateurs ont imaginé des modifications au procédé primitif
d'Alexander. C'est ainsi que Segond engage l'extrémité libre du
ligament rond dans des boutonnières faites à l'aponévrose du grand
oblique et parallèles à l'orifice inguinal, de manière à former un
véritable nœud qu'il fixe par un ou plusieurs points de suture.
Casati, de Rome, fait une incision curviligne d'un orifice inguinal
à l'autre, isole les ligaments et les coud l'un à l'autre, de manière
à former une anse. Doléris engage l'un des ligaments dans une
sorte de tunnel sous-cutané, produit par une pince introduite du
côté opposé, amène avec les mors de la pince le ligament au contact
de celui du côté opposé, fixé comme dans la méthode ordinaire, et
les suture l'un à l'autre. Cittadini (Bruxelles, Congrès gyné-
cologique de 1892), conseille de fixer les ligaments au crin de
Florence, en sutures perdues, à points séparés, échelonnés sur tout
le trajet inguinal, unissant intimement le ligament aux plans
musculo-aponévrotiques de la région et aux piliers, sur un trajet
de 5 centimètres.

Il nous a semblé qu'il devait en être dans la fixation de l'utérus par les ligaments ronds, comme dans la cure radicale des hernies inguinales. Pour obtenir une occlusion durable du trajet herniaire, il faut ouvrir tout le canal inguinal, et le fermer à plusieurs plans de sutures continus dans toute sa longueur. Désormais, l'intestin ne trouvera plus de voie où il puisse s'engager.

Dans l'opération d'Alexander, l'ouverture large du canal inguinal, de l'orifice externe à l'orifice interne, permettra d'abord le dépouillement *complet* et *facile* du ligament rond. Ajoutons que, souvent celui-ci, dans les rétroversions, a allongé ses fibres d'insertion au pubis, et qu'il faut aller, pour le découvrir, jusque dans le canal, *près de l'orifice interne*. — En outre, le ligament rond, bien préparé, *ne sera sacrifié dans aucune de ses parties,* et pourra être cousu, non par une de ses extrémités, mais *dans toute sa longueur* et *dans toute celle du trajet inguinal.* — Enfin, ce n'est pas assez d'attacher l'utérus, par l'intermédiaire de ses ligaments ronds, aux parties molles et aux aponévroses, tissus extensibles ; nous le suturons également au périoste de la face antérieure du pubis, et *nous restituons ainsi aux ligaments ronds une insertion osseuse.*

L'opération, telle que nous l'exécutons, comprend les temps suivants :

1er Temps : *Longue incision curviligne à convexité inférieure* répondant à la partie moyenne du pubis, et s'étendant d'un orifice inguinal à l'autre, qu'elle dépasse en dehors de 5 à 6 centimètres, de manière à mettre à jour les trajets inguinaux dans toute leur longueur. On obtient ainsi un lambeau cutané, dont on dissèque la partie moyenne, de manière à le relever et à découvrir aisément les aponévroses.

2e Temps : *Recherche des ligaments ronds.* On met à nu, bien nettement, par la dissection, l'orifice externe du canal inguinal, de manière à voir clairement les piliers, l'orifice ovalaire, les fibres arciformes. On isole le peloton adipeux qui ferme l'orifice, et on cherche à reconnaître le pinceau d'insertion des fibres ligamenteuses au pubis. Si on n'y réussit pas, sans hésitation on fend l'aponévrose du grand oblique, de manière à ouvrir le trajet inguinal dans toute sa longueur ; il est alors *facile* de trouver dans la gouttière de Falloppe, le cordon plat ou arrondi qui constitue le ligament. On l'isole à la sonde cannelée dans une bonne longueur. L'assistant, avec l'hystéromètre ou les doigts placés dans le vagin, soulève l'utérus préablement réduit. Entre le pouce et l'index d'une main, on saisit l'extrémité pubienne du ligament, et on exerce de douces et progressives tractions, pendant qu'avec le pouce et l'index de l'autre main, on dégage peu à peu l'extrémité utérine du ligament de la gaîne péritonéale qui l'entoure, comme on dépouillerait une anguille de sa peau. On évite de déchirer le prolongement en doigt de gant du péritoine qui se présente. Cela nous est cependant arrivé : nous avons refermé par une suture continue au catgut la boutonnière péritonéale. Il faut attirer ainsi le ligament jusqu'à ce que le doigt enfoncé dans l'orifice inguinal sente qu'il est voisin de l'angle correspondant de l'utérus. Nous avons obtenu des longueurs de ligament de 14, 16 et 18 centimètres.

3e TEMPS : *Nouure et fixation par suture continue des ligaments ronds dans toute la longueur des trajets inguinaux et au périoste pré-pubien.* — Les ligaments ronds, étant dégagés dans la plus grande longueur possible, sont noués solidement l'un à l'autre. Nous faisons d'abord le double nœud du chirurgien et, par dessus celui-ci, un nœud simple. Ainsi, les cordons ligamenteux ne glissent plus. L'avantage de ce double nœud est d'abord de maintenir définitivement l'utérus en place, pendant qu'on procède à la suture ; ensuite, il forme une petite *plaque de fixation* à surface assez étendue. Celle-ci est amenée à la partie moyenne de la face antérieure du pubis, où elle est cousue au périoste par une série de points au fil de soie fine. Nous faisons, la plupart du temps, une suture continue à l'aide d'une aiguille courbe ordinaire forte, qui traverse le nœud de dehors en dedans et *va raser l'os*, décrivant des trajets en des sens divers, de manière à établir un capitonnage. Ceci fait, avec une autre aiguille armée d'un fil de soie semblable, nous suivons chacun des ligaments dans toute la longueur du trajet inguinal, et nous l'y fixons par une suture continue.

4e TEMPS : *Suture du lambeau cutané au crin de Florence.* Pansement.

En résumé, on voit que le procédé que nous employons a pour résultat *d'incorporer intimement* les ligaments ronds à la paroi abdominale, et de leur *restituer une insertion osseuse.*

A titre documentaire, nous rapportons ci-après trois observations. La première est relative à un cas de prolapsus utérin et non à une rétroversion ; mais l'intervention par la colpo-périnéorraphie était rendue impossible, à cause d'une double ankylose des articulations coxo-fémorales. L'opération a été faite en 1887, par la méthode ordinaire de fixation aux piliers. Nous avons revu la malade, il y a deux ans; l'utérus était resté fixé dans sa position élevée. — Les deux autres cas sont des rétroversions mobiles et douloureuses ; on a suivi le procédé indiqué plus haut; la guérison persistait complète, pour l'un, deux ans après, pour l'autre, il y a un an passé.

Observation I.

Prolapsus utérin. — Ankylose des deux hanches. — Opération d'Alexander. Guérison persistant aprés sept ans.

La nommée R... Octavie, 52 ans, ménagère, entre à l'hôpital de la Charité, service de M. Duret, le 5 juillet 1887.

Elle porte, depuis 20 ans, une *chute de matrice* qui a toujours été en s'aggravant, et qui est telle aujourd'hui que la malade est dans l'impossibilité de travailler. Dans la station *debout,* la matrice pend entre les deux cuisses et détermine une cystocèle, dont l'existence est rendue évidente par le cathétérisme. Il n'y a pas de troubles de la défécation, mais des mictions très fréquentes, quoique sans douleur. A la surface du col, quelques ulcérations très saignantes et suppurant.

Outre cette infirmité, il en existe une autre qui date aussi d'une vingtaine d'années. C'est une *ankylose presque complète des deux articulations coxofémorales.* Dans le mouvement d'abduction, les deux genoux ne peuvent s'écarter de plus de 15 centimètres. Les mouvements de flexion sont aussi très limités ; l'angle formé par la cuisse et le bassin ne peut dépasser 130° environ. Cette affection aurait été causée par un rhumatisme dont la malade a autrefois souffert.

La malade réclamant vivement une intervention, et la colpo-périnéorraphie étant impossible, à cause du défaut de flexion des cuisses sur le bassin, M. le professeur Duret se décide à pratiquer l'opération d'Alexander. Elle a lieu, le 11 juillet.

La région pubienne est rasée et lavée au sublimé ; injection vaginale antiseptique. Le cathétérisme utérin montre qu'il y a, en même temps que prolapsus, une rétroflexion réductible. La longueur de la cavité utérine est de 9 centimètres. On laisse l'instrument en place et on introduit dans le vagin un gros tampon glycériné destiné à soutenir la matrice.

Du *côté gauche:* incision parallèle à l'arcade de Falloppe, 4 centimètres au-dessus, d'une longueur de 10 centimètres. On cherche vainement le rameau génital du nerf abdomino-génital qui doit sortir par l'orifice externe du canal inguinal. Cependant, en dissociant peu à peu le tissu adipeux qui recouvre l'aponévrose, on découvre bientôt les deux piliers du canal inguinal, entre lesquels fait hernie un petit peloton graisseux. En même temps, on aperçoit un petit paquet de vaisseaux qui sortent de la paroi abdominale en dehors du pilier externe, et se dirigent obliquement en bas et en dehors. On les lie et on les coupe.

Le peloton adipeux qui ferme l'orifice externe du canal inguinal est alors lié avec une aiguille de Deschamp. Puis, le chirurgien, par des tractions modérées, le fait sortir du canal inguinal, en l'isolant avec la sonde cannelée et en coupant quelques fibres arciformes auxquelles il adhère, ainsi qu'un petit tractus fibreux qui recouvre le bord interne du pilier externe. Pendant qu'un aide maintient l'utérus relevé en poussant légèrement l'hystéromètre, le chirurgien continue à faire des tractions sur le peloton adipeux, et il ne tarde pas à amener sous ses yeux un cordon arrondi, dur, roulant sous le doigt, lisse, qui est le ligament rond. Celui-ci est alors libéré avec la sonde cannelée ou le doigt ; on le dépouille comme une anguille de sa peau. A un moment, on voit qu'il est côtoyé par quelques vaisseaux grêles, probablement les vaisseaux funiculaires, dont on est obligé de faire la ligature, pour poursuivre l'isolement. Bientôt une membrane lisse et blanchâtre vient doubler le cordon formant cul-de-sac. C'est le péritoine qui lui adhère intimement ; on le décolle et on le repousse avec la spatule. Enfin, la partie du ligament rond, isolée et attirée en dehors, mesure 14 centimètres sans y comprendre le peloton adipeux terminal, et avec celui-ci 16 centimètres.

Le ligament est ensuite fixé au pilier externe de l'anneau inguinal par deux sutures au catgut, et au pilier interne par une autre suture qu'on passe à distance, en raison d'une petite éraillure qui s'est faite à ce pilier pendant l'opération. Puis, on réunit par deux points au catgut les deux piliers de l'anneau inguinal, de manière à mettre la malade à l'abri d'une hernie consécutive. Le reste du ligament est enroulé en peloton au fond de la plaie et compris dans les sutures. Celles-ci sont profondes, comprenant la peau et les tissus fibreux sous-jacents et entrecoupées par quelques points superficiels.

Du *côté droit*, on fait exactement la même chose qu'à gauche. L'incision cutanée est de 8 centimètres. En soulevant le peloton adipeux dans l'anneau inguinal, on trouve une grosse veine gorgée de sang : on la lie et on la coupe. Le ligament rond est isolé sur une longueur de 15 centimètres, et avec le peloton terminal, de 18 centimètres : suture aux piliers comme précédemment.

On retire l'hystéromètre et le tampon vaginal. La matrice est retenue très haut et bien fixée derrière le pubis ; on peut à peine l'atteindre du bout du doigt. Tamponnement vaginal ; pansement.

Les suites opératoires sont bonnes ; pas d'incidents.

La malade revient dans le service en 1893, c'est-à-dire 6 ans après ; on constate que la situation de l'utérus s'est maintenue élevée derrière le pubis, et qu'il n'y a nulle tendance au retour du prolapsus.

Observation I bis.

Nous avons opéré, dans un cas de prolapsus utérin, une seconde malade âgée de 37 ans. Nous avons fait la colporraphie postérieure et l'Alexander, le 12 juillet 1893. Revue le 1er août 1895. Guérison restée absolument complète, l'utérus restant très haut fixé et non douloureux.

Observation II.

Opération d'Alexander modifiée, pour rétroversion utérine réductible, avec prolapsus des annexes. — Crises et contractures hystériformes. — Fixation de l'utérus parfaite constatée deux ans après.

Madame D..., 42 ans, habitant la campagne, a eu 4 enfants dont l'aîné a

18 ans et le dernier 10 ans. Elle souffre, depuis plusieurs années, de douleurs dans le bas-ventre et les flancs. Les règles sont souvent douloureuses et trop abondantes, se prolongeant une dizaine de jours. Constipation habituelle et envies fréquentes d'uriner.

Il est facile de reconnaître, au toucher vaginal, que la plupart des troubles sont causés par une rétroversion utérine, avec prolapsus incomplet des annexes. La déviation utérine n'est pas adhérente, et peut être corrigée, en partie, par la reposition manuelle. L'application du pessaire de Hodge en aluminium n'a pu remédier aux phénomènes douloureux. On propose de redresser et de fixer la matrice par l'opération d'Alexander.

L'intervention a lieu, le 10 juin 1893. On fait, selon le procédé que nous avons adopté, une incision convexe descendant au milieu du pubis, et allant d'un orifice inguinal à l'autre, de manière à les dépasser tous les deux. Les ligaments ronds sont assez difficilement trouvés, à cause d'un abondant tissu adipeux. Ils présentent une disposition anormale, en ce sens que par les tiraillements de l'utérus rétroversé, leur point d'insertion a été très élongé, et qu'il faut aller chercher leur origine très loin de l'épine pubienne, à 6 ou 8 centimètres, près de l'orifice interne du canal inguinal, après incision de celui-ci dans toute son étendue.

A l'aide de tractions progressives, on amène au dehors ces cordons, sur une longueur de 14 centimètres. Un des culs-de-sac sous-péritonéaux est un peu déchiré ; on le recoud au catgut.

On saisit ensuite les deux ligaments, on les croise et on fait le nœud double du chirurgien arrêté par un nœud simple superposé. Le nœud ainsi formé est amené sur le milieu du corps du pubis, où il est solidement fixé par quelques points de suture à la soie fine. Le palper et l'hystéromètre montrent que le fond de l'utérus est bien redressé et fixé derrière la paroi abdominale. On s'occupe alors de consolider le résultat obtenu. Avec un long fil de soie fine, on pratique sur le nœud attaché au pubis des points de suture continue qui s'entrecroisent dans tous les sens et qui traversent en même temps le périoste et les tissus profonds. La suture continue est ensuite poursuivie à droite et à gauche, sur les bords supérieurs et inférieurs des ligaments ronds tendus dans tout le trajet inguinal, de manière à les coudre dans toute leur étendue, sur une longueur de 10 centimètres, aux aponévroses et aux parties sous-jacentes. Un second plan de suture continue ferme la paroi aponévrotique des trajets inguinaux par dessus les ligaments ronds sous-jacents et réunit tous les tissus du canal inguinal, de manière à l'occlure complètement. Des points de suture séparés au crin de Florence ferment l'incision convexe du lambeau cutané. Pansement extérieur et tamponnement vaginal à la gaze iodoformée. Deux petits bouts de drain, de 3 à 4 centimètres, ont été placés de champ aux extrémités de l'incision, sous la peau.

Les suites opératoires sont bonnes et sans incidents. A noter cependant, au quinzième jour, un petit abcès du côté droit causé par un fil, qui est enlevé après quelques jours.

La convalescence semblait devoir se faire normalement quand, vers la fin de la troisième semaine, apparaissent des douleurs plus vives dans la région ovarienne droite, et des crises nerveuses hystériformes. La jambe droite entre en état de contraction permanente, le cou-de-pied étant en extension forcée ;

on observe, en même temps, une hémi-anesthésie du côté correspondant, et une certaine rigidité du tronc dans la région lombaire. La malade est incapable de se lever et de se tenir debout. Les antispasmodiques, les frictions, le massage, la suggestion, sont sans influence sur cet état de contracture. La malade ne souffre que dans la région ovarienne, surtout quand on y exerce une pression. Pour remédier à l'attitude vicieuse du pied et de la jambe, nous appliquons un appareil silicaté, qui reste en place environ cinq semaines. Au bout de ce temps, l'attitude vicieuse est vaincue ; mais la malade, lorsqu'on la place hors du lit, est incapable de se tenir debout et de marcher ; les reins s'incurvent et elle manque de tomber en arrière.

Cet état de contracture hystérique, malgré tous les moyens employés (on lui mit à plusieurs reprises des révulsifs sur les régions ovariennes) a persisté pendant quatre mois environ. La malade en guérit tout d'un coup à l'occasion d'une neuvaine.

Elle avait pu reprendre sa vie ordinaire, ne souffrant plus et marchant avec facilité, quand un nouvel incident est venu la surprendre en mars 1895. Elle eut un phlegmon grave de la main et de tout l'avant-bras droit, causé par une lymphangite développée sur des crevasses qui s'enflammèrent et furent infectées. Des incisions larges et multiples arrêtèrent le phlegmon. Mais elle fut reprise des mêmes accidents de contracture hystérique ; ils furent moins accentués et occupèrent surtout les muscles de la région lombaire.

A cette occasion, nous avons pu examiner l'utérus, deux ans passés après l'opération. Il est resté dans une position très élevée et c'est à peine si on atteint le col avec l'extrémité du doigt introduit dans le vagin. Le résultat cherché par l'opération d'Alexander a donc été obtenu.

Nous croyons devoir attribuer les accidents de contracture et les crises hystériformes, observés après l'opération, au déplacement et à la traction exercés sur l'ovaire, par la réduction opérée dans l'opération d'Alexander. C'est au moins l'explication la plus plausible, chez une femme qui auparavant n'avait jamais eu de troubles nerveux de ce genre.

Observation III.

Opération d'Alexander modifiée pour une rétroversion douloureuse sans adhérences.

Van... Marie, âgée de 23 ans, célibataire, a été réglée pour la première fois à 12 ans. Elle a toujours souffert au moment des époques menstruelles ; mais, depuis six ou huit mois, les douleurs sont extrêmement vives ; elles apparaissent environ huit jours avant les règles, puis vont en augmentant, et sont surtout violentes pendant les quatre premiers jours ; les règles se reproduisent toutes les quatre semaines et durent huit jours. Au début, l'écoulement sanguin est liquide, mais, vers la fin, il se fait en caillots plus ou moins volumineux. Depuis quelques mois, un peu de pertes blanches. Douleurs pendant la défécation ; mictions faciles. L'état général est bon.

Le ventre n'est pas douloureux à la palpation. On ne parvient pas à y sentir la matrice sur la région médiane. Par le toucher vaginal, le doigt arrive immédiatement sur le col utérin. L'orifice de celui-ci, au lieu de regarder directement en arrière comme à l'état normal, est dans l'axe de la vulve ; il ne se trouve pas dirigé en haut comme dans les rétroversions très complètes. Le doigt ne trouve pas le fond de la matrice dans le cul-de-sac postérieur, et ne sent pas la *crête médiane postérieure*, signalée par M. le professeur Le Dentu ; on ne peut suivre la partie postérieure de l'utérus que dans une faible étendue. L'utérus est libre de toute adhérence. Il se meut facilement de tous côtés. Au spéculum, on constate un écoulement glaireux assez abondant et une tuméfaction du col avec un peu de rougeur autour de l'orifice.

Diagnostic : Rétroversion utérine de moyenne intensité, s'accompagnant d'un peu de prolapsus avec métrite.

Le 24 février 1894, après un curettage soigneux, M. le professeur Duret pratique l'opération d'Alquié-Alexander modifiée. Il fait une incision curviligne à convexité inférieure, allant d'un orifice inguinal à l'autre, et descendant à la partie moyenne du pubis ; il va à la recherche des ligaments ronds, non sans une certaine difficulté, à cause d'une abondante couche de graisse. Le ligament gauche est libéré d'abord dans une étendue d'environ 18 cent. 1/2 avec beaucoup d'attention, pour ne pas blesser le repli péritonéal. Le ligament droit, plus difficile à trouver, fut dégagé dans une étendue de 18 centimètres. Pour ramener l'utérus en place, un aide le redresse et le maintient au moyen de l'hystéromètre. Pendant ce temps, l'opérateur ramène vers la ligne médiane les ligaments ronds, sur lesquels il exerce une forte traction et les noue (nœud du chirurgien d'abord, puis nœud simple). Ce nœud est ramené sur la partie moyenne du pubis, et fixé solidement aux parties fibreuses et périostiques au moyen d'une suture continue avec un fil de soie. Les parties des ligaments qui s'étendent du nœud à l'abdomen à travers les trajets inguinaux ouverts, sont cousus par des sutures continues au fil de soie, aux parties fibreuses voisines ; puis le trajet et les orifices inguinaux sont refermés par une seconde suture continue. Sutures de la peau aux crins de Florence. Petits drains aux extrémités des incisions.

Les suites opératoires sont bonnes. Il y a cependant un peu de sphacèle du bord convexe du lambeau cutané sur une étendue de 2 centimètres. Des pansements journaliers sont faits et le bourgeonnement devient bientôt très actif. En mai, la guérison, un peu retardée par le sphacèle, est complète. La matrice est haut située : l'orifice du col répond à l'extrémité du doigt. Le résultat obtenu s'est maintenu jusqu'à ce jour (juillet 1895). Les douleurs des époques menstruelles sont disparues.

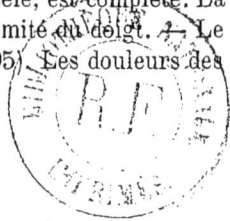

10816. — Bordeaux. — Imp. G. DELMAS, rue Saint-Christoly, 10.

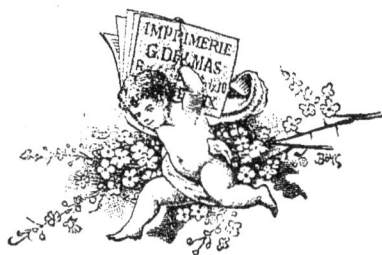

IMPRIMERIE
G. DELMAS

www.ingramcontent.com/pod-product-compliance
Lightning Source LLC
Chambersburg PA
CBHW060515200326
41520CB00017B/5056